新农村

防病知识丛书

乙型肝炎

第2版

主编 郑 宁 何寒青

人民卫生出版社

图书在版编目（CIP）数据

乙型肝炎 / 郑宁，何寒青主编 . --2 版 . -- 北京：人民卫生出版社，2022.1

（新农村防病知识丛书）

ISBN 978-7-117-32412-0

Ⅰ.①乙…　Ⅱ.①郑…②何…　Ⅲ.①乙型肝炎 – 防治　Ⅳ.① R512.6

中国版本图书馆 CIP 数据核字（2021）第 231136 号

| 人卫智网 | www.ipmph.com | 医学教育、学术、考试、健康，购书智慧智能综合服务平台 |
| 人卫官网 | www.pmph.com | 人卫官方资讯发布平台 |

新农村防病知识丛书

乙 型 肝 炎

Xinnongcun Fangbing Zhishi Congshu

Yixing Ganyan

第 2 版

主　　编：郑　宁　何寒青
出版发行：人民卫生出版社（中继线 010-59780011）
地　　址：北京市朝阳区潘家园南里 19 号
邮　　编：100021
E - mail：pmph @ pmph.com
购书热线：010-59787592　010-59787584　010-65264830
印　　刷：中农印务有限公司
经　　销：新华书店
开　　本：850×1168　1/32　印张：2.5　插页：2
字　　数：58 千字
版　　次：2008 年 1 月第 1 版　　2022 年 1 月第 2 版
印　　次：2022 年 1 月第 1 次印刷
标准书号：ISBN 978-7-117-32412-0
定　　价：20.00 元

打击盗版举报电话：010-59787491　E-mail：WQ @ pmph.com
质量问题联系电话：010-59787234　E-mail：zhiliang @ pmph.com

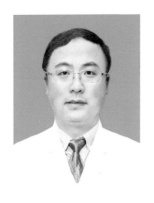

　　郑宁,浙江省金华市人民医院超声介入诊疗中心副主任,副主任医师,金华市青年科技奖获得者,金华市321人才。他主持浙江省卫生厅A类科技项目1项,金华市科技局重点科研项目3项,参与省市级科技项目5项。获得浙江省医药卫生科技奖2项,金华市科技进步奖3项。主编或参编书籍10部,在核心期刊上发表专业论文12篇。

主编简介

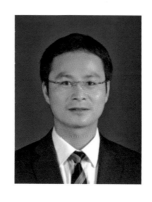

何寒青,浙江省疾病预防控制中心免疫规划所副主任医师,国家免疫规划技术组专家。担任国家麻腮风疫苗技术组副组长;中华预防医学会疫苗与免疫青年委员会副主任委员;浙江省免疫规划专业咨询委员会委员,预防医学会流行病学副主任委员。获 2018 年浙江省医药卫生科技创新一等奖、2019 年浙江省科技进步一等奖等科研成果。主编或参编书籍 12 部,发表论文 60 篇。

《新农村防病知识丛书——乙型肝炎(第2版)》

编写委员会

主 审　夏时畅　郑寿贵

主 编　郑　宁　何寒青

副主编　符　剑　严秋亮　汪松波

编 委(按姓氏笔画排序)

　　　　王　琴　严秋亮　严瑶琳　何寒青

　　　　汪松波　郑　宁　姚慧晶　翁美贞

　　　　黄礼兰　黄维运　符　剑　蓝华超

插 图　吴　超　郑海鸥

再版序

健康是群众的基本需求。党的十八届五中全会上,党中央提出了"推进健康中国建设"战略。可以预见,未来5年,我国将以保障人民的健康为中心,以大健康、大卫生、大医学的新高度发展健康产业,尤其是与广大农民朋友相关的基层医疗卫生,将会得到更快速的发展。在农村地区,发展与农民相关的健康产业,将大有可为。农民朋友也将会进一步获益,不断提升健康水平。

健康中国,必将是防与治两条腿一起走路的。近年来,随着医疗改革进入深水区,政府投入大量财力以解决群众"看病难、看病贵"的问题,使群众小病不出社区,方便就医。其实,从预防医学的角度来看,病后就诊属于第三级的预防,更有意义的举措应该是一级预防,即未病先防。而一级预防的根基就在于群众健康意识的提升,健康知识的普及,健康行为的遵守。农民朋友对健康的需求是日益迫切的,关键是如何将这种迫切需求转化为内在的动力,在预防疾病、保障健康上作出科学的引导。

这也是享受国务院政府特殊津贴专家的郑寿贵主任医师率队编写此套丛书的意义所在。自2008年起,该丛书陆续与读者见面,共计汇编18册。时隔8年,为了让这套农民朋友喜闻乐见的健康读本有更强的生命力,人民卫生出版社特约再版,为此,郑寿贵主任召集专家又进行了第2版修订,丰富了内容,更新了知识点,也保留了图文并茂、直观易懂的优点,相信会继续为农民朋友所喜欢。

呼吁每一位读者都积极参与到健康中国的战略实施中,减少疾病发生,实现全民健康。

浙江省卫生和计划生育委员会

60多年前，世界卫生组织（WHO）就提出了健康三要素的概念："健康不仅是没有疾病或不虚弱，且是身体的、精神的健康和社会适应良好的总称。"1989年，WHO又深化了健康的概念，认为健康包括躯体健康、心理健康、社会适应良好和道德健康。1999年，80多位诺贝尔奖获得者云集纽约，探讨"21世纪人类最需要的是什么"，这些人类精英、智慧之星的共同结论是：健康！

然而，时至今日，"没有疾病就是健康"仍是很多农民朋友对健康的认识。健康意识的阙如，健康知识的匮乏，健康行为的不足，使他们最易遭受因病致贫、因病返贫。

社会主义新农村建设是中国全面建设小康社会的基础。"要奔小康，先保健康"，没有农民的健康，就谈不上全国人民的健康。面对9亿多农民的健康问题，我们可以做得更多！

为满足农民朋友对健康知识的渴求，基层卫生专家们把积累多年的工作经验，从农民朋友的角度出发，陆续将有关重点传染病、常见慢性病、地方病、意外伤害等农村常见健康问题编写成普及性的大众健康丛书。首先与大众见面的是该套丛书的重点传染病系列。该丛书以问答的形式，图文并茂，通俗易懂，相信一定会为广大农民朋友所接受。

我们真诚地希望，这套丛书能有助于农民朋友比较清晰地认识"什么是健康""什么是健康行为""常见病如何预防""生了病该如何对待"等问题，从而做到无病先防、有病得治、病后康复,促进健康水平的提高。

拥有健康不一定拥有一切,失去健康必定失去一切!

中国工程院院士 李兰娟

前言

乙肝病毒感染是我国乃至全世界一个重要的公共卫生问题。全世界现有 20 多亿人感染过乙肝病毒,其中慢性乙肝病毒携带者约有 3.5 亿。在我国,大约 7 亿人感染过乙肝病毒,其中乙肝病毒携带者近 9000 万,慢性乙肝患者约 2800 万人。每年死于乙肝相关疾病的人达 30 多万,这给社会和家庭带来了沉重的经济负担和精神压力。值得欣慰的是,和所有的疾病一样,乙肝也是可防可控的! 通过疫苗接种为主的综合防控策略,我国已从乙肝高流行区降至中低流行区,尤其是儿童和青少年乙肝感染得到了有效控制。

为了响应习近平总书记"人民至上、生命至上"号召,全面贯彻党的十九大提出的乡村振兴战略,早日实现伟大复兴的健康中国梦,更好地向农民朋友普及乙肝的预防保健知识,提高自我保健意识,最大限度地做到无病早防,有病早治之目的,我们在沿用第 1 版原有素材的基础上,修正扩充小册子的内容,并继续运用通俗易懂的语言,以问答的形式,图文并茂地展现了乙肝的基本知识、传播途径、诊断治疗、饮食调理和预防方法等内容,在一定程度上反映了目前乙肝的认识水平。希望广大农民朋友能通过该书掌握乙肝防治知识,增强预防乙肝意识,提高身体健康素质,促进社会主义新农村的建设,共同创造幸福生活和美好未来。

本书编写过程中,得到了浙江省卫生系统相关人员的指导和帮助,在此表示衷心的感谢。同时也要感谢第 1 版编者及参考与引用国内同行文献与著作的作者,更要感谢郑寿贵主任在精力欠佳的情况下为完成本书再版所作出的巨大贡献。由于本书内容涉及面广,编者水平有限,如有纰漏之处,恳请同行专家及广大读者不吝赐教。

编者
2021 年 6 月

目录

1. 什么是病毒性肝炎 ················· 1

2. 日常生活中所说的肝炎就是指病毒性肝炎吗 ·········· 1

3. 病毒性肝炎就是指乙肝吗 ············· 1

4. 哪种类型的病毒性肝炎对人类危害最大 ······· 2

5. 什么是乙型肝炎 ················ 2

6. 什么是乙肝患者 ················ 2

7. 什么是乙肝病毒携带者 ·············· 3

8. 什么是慢性乙型肝炎 ·············· 3

9. 乙肝在我国的感染情况如何 ··········· 3

10. 我国乙肝疫苗接种多年,为什么还有这么多感染者 ······ 4

11. 哪些人容易得乙肝 ··············· 4

12. 乙肝的传染源是什么 ············· 5

13. 乙肝是如何传播的 ··············· 5

14. 输血会传播乙肝吗 ··············· 6

15. 不洁性交会传播乙肝吗 ·············· 7

16. 补牙、文眉、文身会传播乙肝吗 ·········· 7

17. 共用牙刷、剃须刀会传播乙肝吗 ········· 8

18. 什么是乙肝病毒母婴传播 ············ 8

19. 一起吃饭会传播乙肝吗 ·············· 9

20. 握手、拥抱会传播乙肝吗 ············· 9

21. 通过公共设施会传播乙肝吗 ··········· 10

22. 咳嗽、打喷嚏会传播乙肝吗 ·········· 10

23. 蚊虫叮咬会传播乙肝吗 ……………………………………11

24. 怎样知道自己是否得了乙肝 …………………………………11

25. 确定乙肝诊断主要检查哪些化验项目 ………………………12

26. HBsAg 阳性母亲能否进行母乳喂养 …………………………12

27. 肝功能的化验指标通常有哪些 ………………………………12

28. 为什么化验肝功能时要空腹 …………………………………13

29. 乙肝转氨酶增高说明什么 ……………………………………13

30. 转氨酶越高,表示乙肝传染性越强吗 ………………………13

31. 转氨酶在用药后正常了,是否意味着肝细胞的
    损害也停止了 …………………………………………………14

32. 为什么有些人得了乙肝皮肤会变黄 …………………………14

33. 黄疸越深,表示传染性越强吗 ………………………………15

34. 什么是乙肝"两对半" …………………………………………15

35. 乙肝病毒表面抗原阳性说明什么 ……………………………16

36. 乙肝病毒表面抗体阳性说明什么 ……………………………16

37. e 抗原阳性说明什么 …………………………………………17

38. e 抗体阳性说明什么 …………………………………………18

39. 核心抗体阳性说明什么 ………………………………………18

40. e 抗体和核心抗体同时出现阳性说明什么 …………………18

41. 为什么有些人会出现乙肝病毒表面抗原和乙肝
    病毒表面抗体同时阳性 ………………………………………19

42. 仅乙肝病毒表面抗原和 e 抗体同时阳性说明什么 …………19

43. 仅乙肝病毒表面抗体和核心抗体同时阳性说明什么 ………20

44. 仅乙肝病毒表面抗原和核心抗体同时阳性说明什么 ………20

45. "大三阳"说明什么 ……………………………………………20

46. "小三阳"说明什么 ……………………………………………21

47. "小三阳"一定比"大三阳"的病情轻吗 ……………………21

48. 什么是乙肝病毒 DNA 检测 ……………………21

49. 得了乙肝怎么办 ………………………………22

50. 乙肝病毒携带者可以照常工作、学习吗 …………23

51. 乙肝病毒携带者不能从事哪些工作 ……………23

52. 乙肝病毒携带者的病情会变化吗 ………………24

53. 乙肝病毒携带者需要治疗吗 ……………………24

54. 乙肝病毒携带者能自然转阴吗,概率有多大 ……25

55. 慢性乙肝治疗的总体目标是什么 ………………25

56. 乙肝"大三阳"需要治疗吗 ………………………26

57. 乙肝"小三阳"需要治疗吗 ………………………26

58. 目前治疗乙肝有特效药物吗 ……………………27

59. 如何选择治疗乙肝的药物 ………………………27

60. 为什么不能盲目相信各种治疗乙肝的广告 ………28

61. 中药治疗乙肝有副作用吗 ………………………28

62. 什么是乙肝抗病毒治疗 …………………………29

63. 如何正确认识乙肝抗病毒治疗 …………………29

64. 保肝药物吃得越多越好吗 ………………………30

65. 为什么乙肝会反复发作 …………………………31

66. 得了乙肝后何时能恢复正常工作 ………………32

67. 乙肝病毒感染者能结婚吗 ………………………33

68. 乙肝的母亲能生小孩吗 …………………………33

69. 幼儿是乙肝病毒携带者可以入托吗 ……………34

70. 乙肝表面抗原阳性母亲的新生儿在注射完
    乙肝疫苗后,是不是应该做血清检查 ……………35

71. 父亲是乙肝病毒携带者,对胎儿及子女有影响吗 ……35

72. 乙肝患者的饮食应注意什么 ……………………36

73. 乙肝患者是否可以喝茶 …………………………36

74. 乙肝患者是否可以喝酒 ……………………37

75. 乙肝患者是否可以抽烟 ……………………37

76. 乙肝患者是否可以吃辣椒 …………………38

77. 乙肝患者是否可以吃动物肝脏 ……………38

78. 为什么乙肝患者要少吃葵花子 ……………38

79. 乙肝患者喝牛奶好吗 ………………………39

80. 乙肝患者吃水果应该注意什么 ……………40

81. 乙肝患者多吃菌菇类有益康复吗 …………41

82. 乙肝患者多吃西瓜有好处吗 ………………42

83. 为什么肝炎患者一定要保持乐观情绪 ……42

84. 乙肝患者怎么进行体育锻炼 ………………43

85. 日常生活如何预防乙肝 ……………………44

86. 乙肝病毒携带者的家庭成员应注意什么 …45

87. 家庭常用的乙肝消毒方法有哪些 …………46

88. 预防乙肝最有效的方法是什么 ……………47

89. 什么是乙肝疫苗 ……………………………47

90. 目前国家对于接种乙肝疫苗有什么规定 …48

91. 国产或进口乙肝疫苗应如何选择 …………48

92. 乙肝疫苗是否安全 …………………………49

93. 注射乙肝疫苗前为何要先抽血化验 ………49

94. 如何接种乙肝疫苗 …………………………50

95. 为什么推荐乙肝疫苗在上臂三角肌接种 …50

96. 接种乙肝疫苗会引起乙肝吗 ………………50

97. 接种乙肝疫苗还可以预防丁型肝炎吗 ……51

98. 接种乙肝疫苗有禁忌证吗 …………………51

99. 低体重儿接种乙肝疫苗有什么要求 ………51

100. HIV 感染母亲所生婴儿能否接种乙肝疫苗 …52

101. 有新生儿黄疸的能接种乙肝疫苗吗 ……………52

102. 蚕豆病患儿能否接种乙肝疫苗 ……………52

103. 对鸡蛋过敏儿童能否接种乙肝疫苗 ……………53

104. 乙肝疫苗能否与其他疫苗同时接种 ……………53

105. 接种乙肝疫苗后有哪些注意事项 ……………53

106. 怎样知道注射乙肝疫苗是有效的 ……………54

107. 打了乙肝疫苗就万事大吉吗 ……………54

108. 哪些人需要接种乙肝疫苗 ……………54

109. 手上沾上乙肝患者的血液时怎么办 ……………55

110. 接种乙肝疫苗产生的抗体能保护多长时间 ……………56

111. 为什么有的人打过乙肝疫苗后不产生抗体 ……………56

112. 乙肝疫苗需要加强接种吗 ……………57

113. 乙肝疫苗第 2 或 3 剂接种推迟后是否要重新接种 ……………57

114. 乙肝疫苗漏种后怎么办 ……………57

115. 为什么接种了乙肝疫苗后还被感染乙肝 ……………58

116. 什么是乙肝免疫球蛋白 ……………58

117. 什么情况下需要打乙肝免疫球蛋白 ……………59

118. 慢性乙肝一定会变成肝硬化吗 ……………60

119. 乙肝会发展成肝癌吗 ……………60

120. 怎样预防乙肝发展成为肝癌 ……………61

1. 什么是病毒性肝炎

病毒性肝炎是由肝炎病毒引起的以肝脏损害为主要特征的一组传染性疾病，以食欲减退、恶心、上腹部不适、肝区痛、乏力为主要表现。

2. 日常生活中所说的肝炎就是指病毒性肝炎吗

不对。病毒性肝炎只是肝炎的一种。

肝炎是指肝脏因各种原因引起的炎症。引起肝脏炎症的原因有很多，如各种病毒感染；药物或化学毒物中毒；酗酒及许多全身性疾病都可侵犯肝脏引起炎症。但在日常生活中，由于病毒性肝炎最常见，大家对它也最熟悉，因此人们习惯地把病毒性肝炎简称为"肝炎"。

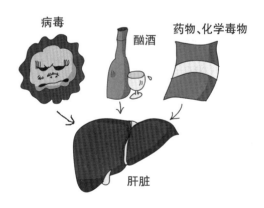

3. 病毒性肝炎就是指乙肝吗

乙肝只是病毒性肝炎的一种类型。常见的病毒性肝炎类型主要有甲型、乙型、丙型、丁型和戊型 5 种。

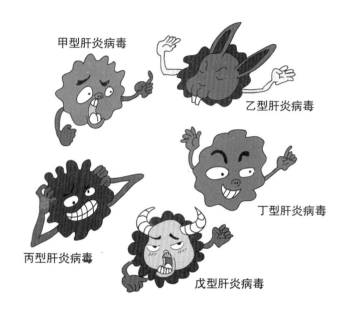

甲型肝炎病毒

乙型肝炎病毒

丁型肝炎病毒

丙型肝炎病毒

戊型肝炎病毒

4. 哪种类型的病毒性肝炎对人类危害最大

乙型肝炎对人类危害最大。这是由于乙肝感染人数众多，且病程迁延，易转化为慢性肝炎、肝硬化及肝癌。

5. 什么是乙型肝炎

乙型肝炎是由乙型肝炎病毒感染引起的，以肝脏病变为主并可引起多种器官损害的传染性疾病，简称为乙肝。

6. 什么是乙肝患者

乙肝患者是指乙肝表面抗原（HBsAg）阳性，转氨酶升高，肝穿刺有炎症坏死，或胆红素、白蛋白/球蛋白比值等异常，有乏力、食欲不振、肝区不适等症状者。

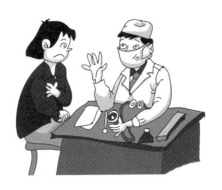

7. 什么是乙肝病毒携带者

乙肝病毒携带者是指乙肝表面抗原（HBsAg）阳性，但无肝炎的临床症状和体征，各项肝功能检查正常，经半年观察而无异常变化者。

8. 什么是慢性乙型肝炎

慢性乙型肝炎是指 HBsAg 和 / 或 HBV DNA 阳性 6 个月以上，由于 HBV 持续感染引起的肝脏慢性炎症性疾病。

9. 乙肝在我国的感染情况如何

全国乙肝血清流行病学调查显示，我国乙肝病毒表面抗原（HBsAg）流行率：2006 年 1 ～ 59 岁人群为 7.18%，2014 年调查 1 ～ 29 岁人群为 2.64%；乙肝流行率男性高于女性；农村居民高于城市居民。地区分布：长江以南和东部沿海高于长江以北和西部边疆。

我国乙肝病毒感染人数约为 7 亿（大多系曾经感染，现已恢复，有免疫力）。乙肝 HBsAg 携带者约 9000 万，其中 20% ～ 30% 为慢性乙肝患者。

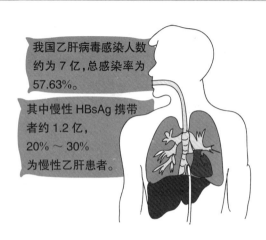

我国乙肝病毒感染人数约为 7 亿,总感染率为 57.63%。

其中慢性 HBsAg 携带者约 1.2 亿, 20% ~ 30% 为慢性乙肝患者。

10. 我国乙肝疫苗接种多年,为什么还有这么多感染者

我国是历史上为乙肝高流行地区,乙肝疫苗使用前,各年龄组人群乙肝 HBsAg 流行率均超过 10%。近年来,实施了以免疫预防为主、防治兼顾的综合防控措施,我国已经从乙肝的高流行国家转变为中度流行国家。但是由于乙肝患者生存期、传染期长,无法实现短期内快速下降,且这几年报告的乙肝病例中,成人慢性乙肝占大部分,新发病例、儿童病例不到 1%。

11. 哪些人容易得乙肝

感染乙肝的高危人群包括:

(1)乙肝高发区的儿童,通常在出生和婴儿期被感染;

(2)被感染者家庭成员(特别是配偶);

(3)具有接触病毒危险的专业人员,包括医务人员和急救人员等;

(4)因某种原因免疫功能较差的人员;

（5）静脉注射药物者和血液透析仪使用者等。

总之,传染上乙肝病毒的危险性,与接触被感染的血液或其他体液的数量及所含的病毒数量有关。

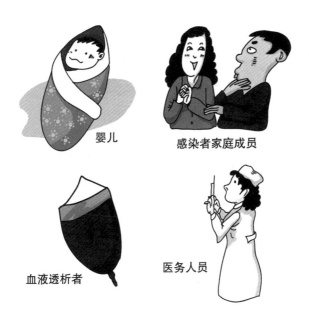

婴儿　　　　　感染者家庭成员

血液透析者　　　医务人员

12. 乙肝的传染源是什么

乙肝的传染源主要是乙肝患者(包括急、慢性患者)和乙肝病毒携带者。其中以慢性乙肝患者和乙肝病毒携带者最为重要。

13. 乙肝是如何传播的

乙肝病毒可通过血液、精液、阴道分泌物、唾液、乳汁、胆汁、泪液、尿液、汗液等多种体液排出。因此,乙肝可通过多种途径传播,主要为母婴传播(即垂直传播,如生育)、血源性传播(如输血)、医源性传播(如外科、眼科、牙科手术等)、性接触传播等。

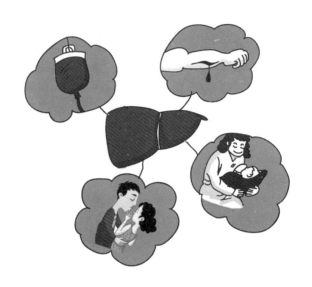

14. 输血会传播乙肝吗

不安全输血是乙肝血源性传播的主要途径,如果输入已被乙肝病毒污染的血液,则很有可能会感染上乙肝病毒。近年来,通过敏感的血清学筛检方法,使输血后肝炎发病率得到了有效控制。

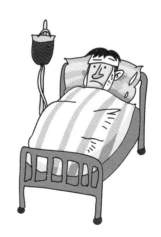

15. 不洁性交会传播乙肝吗

会。因此要洁身自爱,遵守性道德和进行安全的性行为,避免感染上乙肝病毒。

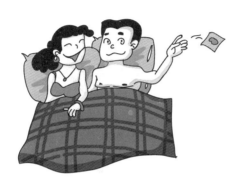

16. 补牙、文眉、文身会传播乙肝吗

补牙、文眉、文身等器具如果消毒不彻底,污染了乙肝病毒,就有可能引起乙肝的传播。

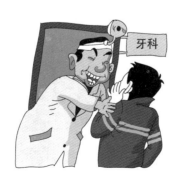

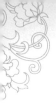

17. 共用牙刷、剃须刀会传播乙肝吗

在使用牙刷和剃须刀的过程中,有时会出现牙龈出血、剃须刀片划破皮肤等情况,如果牙刷和剃须刀被乙肝病毒污染,再给另外一个人使用,就有可能造成 HBV 的传播。

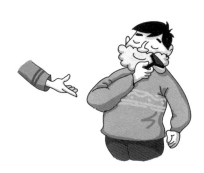

18. 什么是乙肝病毒母婴传播

感染了乙肝病毒的母亲在产前、分娩过程中及产后将乙肝病毒传染给胎儿或婴儿的过程称为乙肝病毒母婴传播。包括三个途径:一是产前或宫内传播,即乙肝病毒在孕期通过胎盘进入胎儿体内;二是产程传播,即在分娩过程中母血或阴道分泌物渗入胎儿体内;三是产后传播,即产后母亲在护理和喂养婴儿的过程中发生的传播。

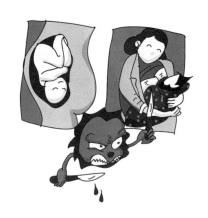

19. 一起吃饭会传播乙肝吗

乙肝病毒一般不通过消化道传播。只有当乙肝病毒通过人身体上破损的皮肤或黏膜进入血液,正常人才有可能会被传染上乙肝。

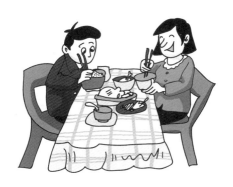

20. 握手、拥抱会传播乙肝吗

不会。握手、拥抱等一般性的接触不会传播乙肝。

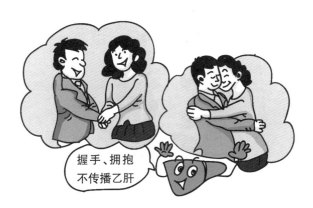

握手、拥抱
不传播乙肝

21. 通过公共设施会传播乙肝吗

使用公共设施,如厕所、马桶圈、游泳池、公共浴池、电话机、电脑、公共汽车等,一般不会传播乙肝。

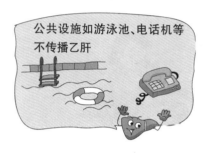
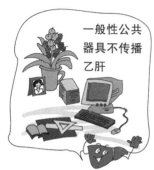

22. 咳嗽、打喷嚏会传播乙肝吗

不会。因为乙肝病毒不会通过空气或飞沫传播。

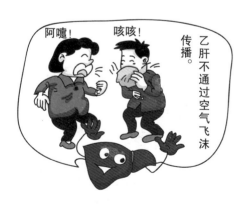

23. 蚊虫叮咬会传播乙肝吗

不会。根据目前研究结果:蚊虫叮咬不是乙肝的传播途径。

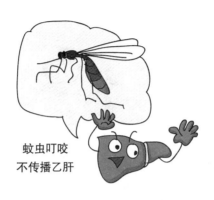

蚊虫叮咬
不传播乙肝

24. 怎样知道自己是否得了乙肝

如果近期反复出现疲乏、食欲减退、厌油、腹胀、恶心、呕吐等症状,建议应尽快去正规医院化验肝功能和乙肝三系(也称"两对半")等指标。并根据化验结果,由专业医生进行诊断。

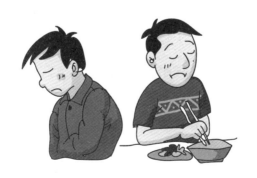

25. 确定乙肝诊断主要检查哪些化验项目

主要检查肝功能、乙肝三系、B 超,有条件的要查 HBV-DNA(称为乙肝病毒脱氧核糖核酸)等。

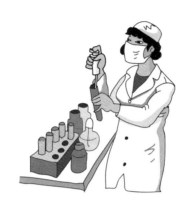

26. HBsAg 阳性母亲能否进行母乳喂养

我国已经实施了对感染 HBV 母亲所生婴儿使用乙肝免疫球蛋白和乙肝疫苗联合免疫的母婴阻断策略,可阻断绝大部分分娩时和产后传播,并确保婴儿获得乙肝免疫力。由于母乳中含有多种营养成分和抗病毒物质,经母乳传播 HBV 的可能性非常低,因此感染 HBV 的母亲对新生儿进行母乳喂养仍应提倡。

27. 肝功能的化验指标通常有哪些

通常医院所做的肝功能化验指标包括谷丙转氨酶(ALT)、谷草转氨酶(AST)、碱性磷酸酶(ALP)、γ-谷氨酰转肽酶(γ-GT)、白蛋白/球蛋白(A/G)、总胆红素(T-Bil)、直接胆红素(D-Bil)等。

28. 为什么化验肝功能时要空腹

肝功能检查时一般要求清晨空腹抽血。这是因为空腹时血液中的各种生化成分比较恒定,此时测得的各种数值可以比较真实地反映出机体的生化变化,进而有助疾病的诊断。如果在进食后采血,则会因为食物的影响而无法对检验结果进行准确判断。因此为了使检查结果更准确,要求凡化验肝功能者要空腹抽血。

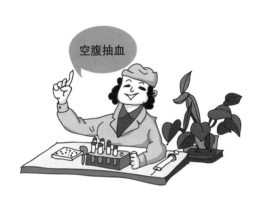

29. 乙肝转氨酶增高说明什么

转氨酶是肝细胞内含有的一种酶,当肝细胞遭到损伤或坏死时,转氨酶被释放到血液中,引起血液中转氨酶的升高。因此血清中转氨酶的增高在一定程度上可以反映肝细胞受损和坏死的程度。

30. 转氨酶越高,表示乙肝传染性越强吗

不是。实际上转氨酶的升高仅仅反映肝脏出现了炎症反

应,而乙肝的传染性是与血液中病毒含量的高低相关,与转氨酶的高低无关。所以,认为转氨酶越高即表示患者的传染性越强,完全是一种误解。

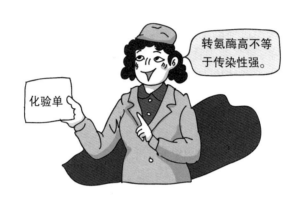

31. 转氨酶在用药后正常了,是否意味着肝细胞的损害也停止了

人类肝脏的代偿功能是很强的。正常情况下,切除肝脏的1/3,仍可维持正常的肝脏功能。因此,转氨酶恢复正常时,并不意味肝细胞的损害完全修复。所以,患者还应继续服药、休息1～2个月后才可正常工作、学习。

32. 为什么有些人得了乙肝皮肤会变黄

因为得了乙肝之后,由于肝细胞损伤而导致肝细胞对胆红素的摄取、结合及排泄功能下降,从而使血中的胆红素上升,致使巩膜、皮肤染成黄色,医学上称为黄疸。正常血清胆红素8.55～17.10微摩尔/升。当血清胆红素浓度为17.10～34.20微摩尔/升时,而肉眼看不出巩膜和皮肤黄染者称隐性黄疸。如血清胆红素浓度高于34.20微摩尔/升时,就可以看见巩膜、皮肤被染成了黄色,则为显性黄疸。乙肝不论急性或慢性都可表现为黄疸型或无黄疸型。无黄疸型肝炎相对来说病情比较轻。所以有的乙肝患者皮肤会变黄,有的人不会。

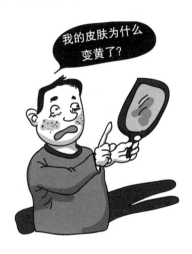

33. 黄疸越深,表示传染性越强吗

不是。黄疸的深浅只与病情的轻重有关,与传染性则没有直接联系。这是由于黄疸深浅主要决定于肝细胞坏死情况和毛细胆管阻塞程度。绝大多数乙肝患者黄疸加深与肝细胞坏死程度相平行,黄疸越深,临床症状越重。乙肝的传染性只与临床上"两对半"的指标变化和血中病毒数量有关。

34. 什么是乙肝"两对半"

乙肝"两对半",其规范的术语应是——乙型肝炎病毒标志物,即"乙肝三系"。它包括以下三个系统:表面抗原－抗体系统(HBsAg,抗－HBs)、e抗原－抗体系统(HBeAg,抗－HBe)、核心抗原－抗体系统（HBcAg，抗－HBc）。但由于核心抗原（HBcAg）主要在肝细胞内合成，在血清中很难检测到，所以乙肝三系又被称作乙肝"两对半"。

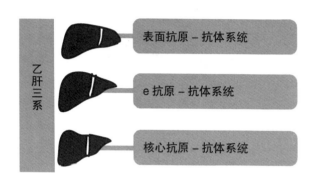

35. 乙肝病毒表面抗原阳性说明什么

乙肝病毒表面抗原（HBsAg）是乙肝病毒的外壳蛋白，本身不具有传染性，但它的出现常伴随乙肝病毒的存在，所以它是已感染乙肝病毒的标志。它的出现表明是急、慢性乙肝患者或病原携带者，急性乙肝患者大部分可在病程早期转阴，慢性乙肝患者或病毒携带者表面抗原可持续阳性。

36. 乙肝病毒表面抗体阳性说明什么

乙肝病毒表面抗体（抗－HBs）阳性表明既往感染过乙肝病毒，但已经排除病毒，或者接种过乙肝疫苗，产生了保护性抗体。血清中乙肝表面抗体滴度越高，保护力越强。但也有极少数人乙肝表面抗体阳性也发生了乙肝，可能为不同亚型感染或是乙肝病毒发生了变异。

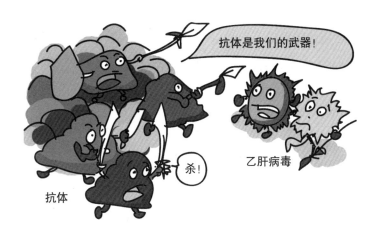

37. e 抗原阳性说明什么

急性或慢性乙肝患者体内可查出 e 抗原（HBeAg），它的阳性一般说明乙肝病毒在体内复制活跃，传染性强。

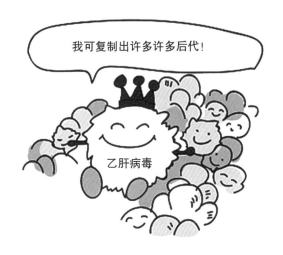

38. e 抗体阳性说明什么

e 抗体(抗 –HBe)阳性表明患者的传染性降低,病毒复制降低或缓解。也有个别人 e 抗体阳性,病情迁延不愈,可能为感染了变异的乙肝病毒所致。

39. 核心抗体阳性说明什么

核心抗体(抗 –HBc)是反映肝细胞受到乙肝病毒侵害的一种指标,是乙肝病毒核心抗原的总抗体。有两种类型:核心抗体 IgM 型和 IgG 型。核心抗体 IgM 型,是 HBV 急性或近期感染的重要标志,一般持续 6 个月,如果持续阳性,则表示体内病毒复制活跃,易转为慢性;核心抗体 IgG 是在核心抗体 IgM 下降、消失后出现,它可在血清中长期存在,是 HBV 既往感染的标志。

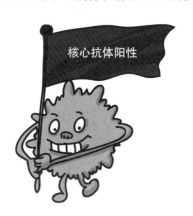

40. e 抗体和核心抗体同时出现阳性说明什么

大多数情况下表示乙肝病毒复制减少,但仍然有传染性。

41. 为什么有些人会出现乙肝病毒表面抗原和乙肝病毒表面抗体同时阳性

一般情况下，血清中 HBsAg 和抗 –HBs 不可能同时存在，但极少数人的血清中同时出现 HBsAg 和抗 –HBs，原因可能是存在免疫逃逸株或由于 S 基因的变异，接种乙肝疫苗成功后，虽产生抗 –HBs，却仍能感染 a 决定簇变异的免疫逃逸病毒株，从而与 HBsAg 并存；或者有不同亚型的 HBV 感染，以及也有检测方法的原因导致结果异常等可能性。

42. 仅乙肝病毒表面抗原和 e 抗体同时阳性说明什么

HBsAg 和抗 –HBe 这 2 项检测阳性，表明慢性乙肝表面抗原携带者已转阴，或者是急性 HBV 感染趋向恢复。

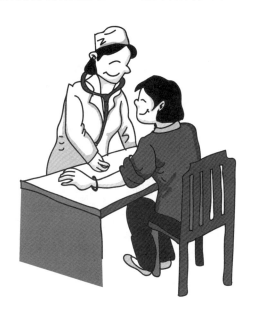

43. 仅乙肝病毒表面抗体和核心抗体同时阳性说明什么

抗 –HBs 和抗 –HBc 这 2 项检测阳性,代表既往感染,仍有免疫力;或处在 HBV 感染的恢复期。

44. 仅乙肝病毒表面抗原和核心抗体同时阳性说明什么

HBsAg 和抗 –HBc 这 2 项检测阳性,可能是急性 HBV 感染或慢性 HBsAg 携带者,一般情况下传染性弱。

45."大三阳"说明什么

"大三阳"是指 HBsAg、抗 –HBc、IIBeAg 三项同时阳性。"大三阳"通常表示病毒复制活跃,常常伴有较高水平的乙肝病毒DNA,说明具有较强传染性。

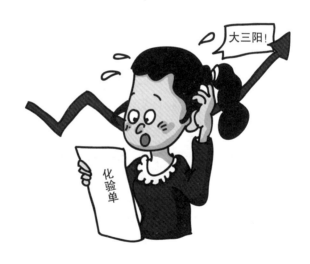

46. "小三阳"说明什么

"小三阳"是指 HBsAg、抗–HBc、抗–HBe 同时阳性。"小三阳"表示病毒复制已处于较低的水平,乙肝病毒 DNA 定量检测较低或阴性,病情往往比较稳定。但如果乙肝病毒 DNA 水平较高,说明病毒复制仍然活跃,其 e 抗原阴性可能是乙肝病毒发生变异的结果,患者的病情可能较重和发展加快,应加以注意。

47. "小三阳"一定比"大三阳"的病情轻吗

"大三阳"或"小三阳"都只能反映体内病毒的存在状态,或反映传染性的强弱,而不能反映肝损伤的严重程度。由于病毒的复制水平与肝损伤的严重程度不直接相关,病毒多了不一定肝损伤严重,病毒少了不一定肝损伤轻。因此,"大三阳"者病情不一定重,"小三阳"者病情不一定轻。

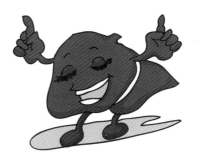

48. 什么是乙肝病毒 DNA 检测

乙肝病毒 DNA 又称乙肝病毒基因组,它决定乙肝病毒的整个复制过程,就像军队里的"司令部",指挥全军的一切行动。当血液中查出 HBV–DNA 阳性时,说明感染了乙肝病毒,是 HBV 感染最直接、特异和灵敏的指标。而它的定量检测,则可反映人体内乙肝病毒数量的多少、传染性的强弱,以及间接推测患者是否适合抗病毒治疗、抗病毒药物的选择及疗效。

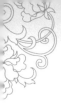

49. 得了乙肝怎么办

当发现自己是个乙肝病毒携带者或患了乙肝时：

（1）不要恐慌，要树立战胜肝炎的信心。一般认为乙肝是一种不易治好的病，患者思想上往往有很大的压力，而对治疗失去信心。其实，尽管目前没有治疗乙肝的"特效药"，但只要处理得当，合理用药，大多数患者可以病情缓解或稳定，改善生活质量和预后。因此患者要有乐观和积极的精神状态，不向病魔低头。

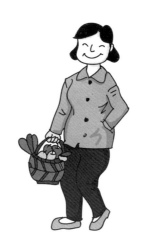

（2）不要病急乱投医。要到正规医院，找有经验的肝病专科医师看病，与医生密切配合，按时用药，在病情变化或有不良反应时，及时与医生取得联系。并且到正规医院或药店购买国家批准的药物。

（3）定期检查。每6个月进行肝脏功能及 B 超等检查，以便及时了解肝脏的健康情况和肝炎的状态。

（4）注意休息、不能饮酒,生活、饮食和睡眠要有规律。

（5）不要轻信广告宣传。绝大多数虚假广告介绍的所谓"保肝药""病毒转阴药"不可靠。

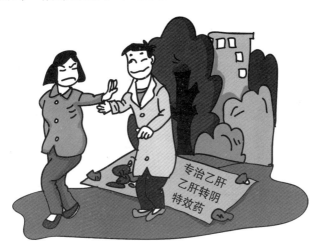

50. 乙肝病毒携带者可以照常工作、学习吗

乙肝病毒携带者可以照常地工作、学习和适量运动,但必须定期检查。一般每3～6个月到医院做体格检查和肝功能检测。每6～12个月检查血清病毒标志物（HBV-DNA、HBsAg、抗-HBs、HBeAg、抗-HBe、抗-HBc）和甲胎蛋白。每年进行肝脏的超声检查。

51. 乙肝病毒携带者不能从事哪些工作

我国对乙肝病毒携带者不按现症肝炎患者处理,除不能献血,不宜参军入伍,不宜从事保育员、炊事员、直接接触入口食品行业外,可照常工作和学习,但要定期检查。

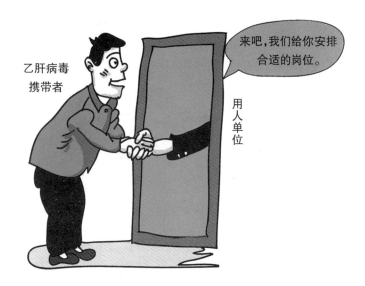

52. 乙肝病毒携带者的病情会变化吗

　　乙肝病毒携带者一般转归良好,大多数携带者终身携带乙肝病毒而不发病,可正常地生活和工作,甚至有极少部分携带者的乙肝表面抗原可自行转阴。但是乙肝病毒长期携带者中有一部分会发展成为慢性肝炎,少数携带者可能演变成肝硬化和肝癌。

53. 乙肝病毒携带者需要治疗吗

　　对乙肝病毒携带者,应动员其做肝组织学检查,如肝组织有炎症坏死者,需进行抗病毒治疗。如肝炎病变不明显或未做肝组织学检查者,建议暂不进行治疗。

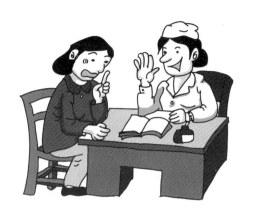

54. 乙肝病毒携带者能自然转阴吗,概率有多大

根据有关文献报道,有部分乙肝病毒携带者的 HBsAg 能够自然转阴,但概率极低,只有 1% ～ 2%。

55. 慢性乙肝治疗的总体目标是什么

慢性乙肝治疗的总体目标是:最大限度地长期抑制 HBV 复制,减轻肝细胞炎症坏死及肝纤维化组织增生,延缓和减少肝功能衰竭、肝脏失代偿、肝硬化、肝癌及其并发症的发生,从而改善生活质量和延长存活时间。

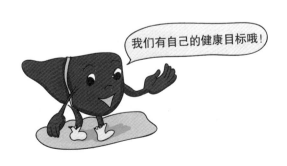

我们有自己的健康目标哦!

56. 乙肝"大三阳"需要治疗吗

如果确为"大三阳",则需作进一步检查,如血常规、肝功能、乙肝病毒指标(HBV-DNA)定量和 B 超等,然后根据检查结果进行判断:

(1)肝功能正常、无临床症状、各项检查未见肝脏明显损伤者,采取动态观察,每 6 个月进行一次 HBV 血清学和肝功能生化指标及 B 超的检测,暂时可不予治疗,但在生活中应避免饮酒和过度疲劳。

(2)肝功能不正常,乙肝病毒 DNA 阳性,有临床症状者,考虑慢性肝炎处于活动期,需要到医院接受保肝或抗病毒治疗。

(3)肝功能正常,无明显症状,但其他检查结果如 B 超等提示肝脏有损害,则最好做肝穿刺活体组织检查,如肝组织病变非常轻微,处理情况同(1);如病理改变符合慢性活动性肝炎,则处理情况同(2)。

57. 乙肝"小三阳"需要治疗吗

乙肝"小三阳"是否需要治疗,应该根据患者的感染类型、肝脏的炎症活动情况、肝功能的变化、乙肝病毒 DNA 阴性还是阳性采用不同的治疗方案。

(1)如果"小三阳"且乙肝病毒 DNA 阳性,肝功能检查反复波动,这主要是由于乙肝病毒变异引起的,因而必须进行抗病毒治疗。

(2)如果是"小三阳",乙肝病毒 DNA 阴性,肝功能正常,B 超检查肝脏亦正常,则只需定期复查肝功能和 B 超,如一直正常则不需进行治疗。

(3)如果是"小三阳",乙肝病毒 DNA 阴性,虽然肝功能正常,但肝穿刺发现肝脏有明显的炎症活动,甚至有纤维化倾向时,这部分患者应该考虑进行抗病毒治疗。

58. 目前治疗乙肝有特效药物吗

目前,在全世界范围内还没有特效药物(包括中药、西药)能够有效地清除乙肝病毒,使乙肝各项指标全部转阴。但是治疗乙肝的方法还是有很多的,如对症治疗、抗病毒治疗、免疫调节等,其关键是抗病毒治疗。但所有的治疗均需在医生的指导下进行,才能取得良好的效果。

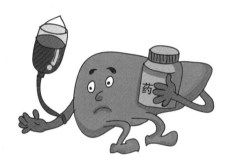

59. 如何选择治疗乙肝的药物

对急性乙肝的治疗主要是支持疗法和对症用药,要避免滥用药物;对慢性乙肝要采用抗病毒、免疫调节、保护肝细胞、防止纤维化和改善微循环等药物,以进行综合治疗。

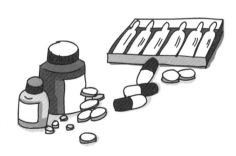

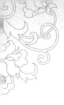

60. 为什么不能盲目相信各种治疗乙肝的广告

翻开报纸,打开电视,拧开收音机,治疗乙肝广告铺天盖地。"让肝病患者告别绝望之路""乙肝患者的福音""攻克久治不愈的乙肝病魔""祖传秘方""转阴能手"等这些广告往往迎合了患者渴望"转阴"的心理,打着治疗乙肝的各种旗号,经常任意夸大疗效,声称某药物或某诊所几个月内或者多少疗程就能让患者乙肝指标彻底转阴。一些患者为了早日摆脱疾病的困扰,盲目地相信了这些广告,不但没有使病情好转,反而带来了巨大的经济负担。因此,希望广大患者在看广告时要加以分析。患者应到正规医院,在医生的指导下,根据不同病情进行治疗。

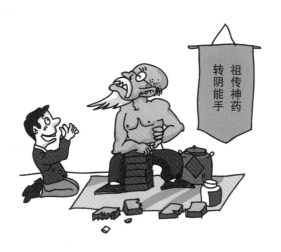

61. 中药治疗乙肝有副作用吗

中医中药是中华民族的骄傲,是中国医药的瑰宝。应用中药在改善患者的肝功能,保护肝细胞,减轻症状及防止肝纤维化方面发挥了重要作用。但是,也有很多肝炎患者过分相信中药的治疗作用,老是纠缠医生给他开中药吃,认为中药没有副作用,吃多了也不会有大问题。其实,这种认识是片面的,任何药物都是一把"双刃剑",既有治疗的好处,当然也有可能带来不利的影响。服用中药也会有副作用,临床上因为服用中药不当而引起肝功能损害的例子很常见。

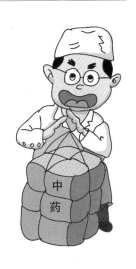

62. 什么是乙肝抗病毒治疗

乙肝抗病毒治疗就是指用具有抑制乙肝病毒的药物直接或间接作用于病毒,达到降低体内病毒载量的目的,是乙肝治疗的最主要、最关键的措施。

63. 如何正确认识乙肝抗病毒治疗

由于一些乙肝病毒感染者在社会上遭受的歧视和不平等,造成他们迫切追求所谓"转阴"治疗,并对乙肝的抗病毒药物期望值过高。在抗病毒治疗期间,不去注意肝功能改善和乙肝病毒 DNA 的抑制,而一味期望乙肝病毒表面抗原的阴转,因此认为抗病毒治疗无效。其实,抗病毒治疗的目的是抑制乙肝病毒的复制,改善肝脏功能,缓解肝细胞的病理损害。目前的乙肝抗病毒药物仅能起到抑制乙肝病毒复制的作用,并不能把乙肝病毒从体内完全清除。这样的治疗必须有一个"持久战"的心理准备,要坚持持久的治疗,使乙肝病毒长期处于抑制状况,最终达到乙肝病毒 DNA 阴转,肝功能恢复,e 抗原阴转,并出现 e 抗体的病毒"冬眠"状况,使肝细胞得到保护。

64. 保肝药物吃得越多越好吗

慢性乙肝患者经常会超出医生建议范围吃很多所谓"保肝药"、保肝保健品,其实是不对的。因为这样对肝脏并不一定有利。肝脏是人体中最大的代谢器官,多种药物都必须在肝脏内分解、转化和解毒。滥用保肝药就必定增加已有病肝脏的负担。另外不能排除某些药物中存在有毒成分及药物之间的相互作用而导致肝细胞再受损。长期服用保肝药还会增加患者对药物的依赖心理,干扰用药科学性和针对性。对身体有害的药物副作用也会随之发生。因此,应慎重选择药物,少服或尽量不服不必要的药。

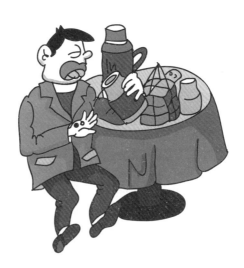

65. 为什么乙肝会反复发作

最根本的原因就是我们机体的免疫功能有缺陷,导致乙肝病毒在体内不能被完全清除,不断影响肝脏功能。根据某医院的长期临床观察,下列因素可能是反复的诱因:①因劳而发:约3/5的慢性肝炎患者常常是超负荷的劳累而复发;②因食而发:大鱼大肉,食量过多,有的进食热性食品过多(如羊肉、狗肉、鸡肉等)或饮酒使病复发;③因药、因补而发:服用损害肝脏的药物,有的因服用激素而使肝炎复发,亦有吃人参、阿胶等补药使病情反复;④因变更环境而发:出差旅行、生活规律破坏而使旧病又起;⑤因季节变化而发:一年四季中以春、夏两季波动的比例为高;⑥因情绪而发:怒、郁、闷、悲过度均可使肝炎发作;⑦因病而发:肝炎患者常可因感冒、腹泻等其他疾病使病情复发。

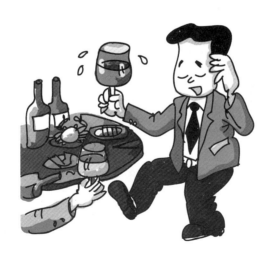

66. 得了乙肝后何时能恢复正常工作

乙肝患者何时可以恢复工作,要取决于病情的恢复情况和工作的劳动强度。若原来病情轻,恢复得较快,工作又较轻松,可以提早恢复工作,反之则不宜过早恢复工作。一般来说,急性乙肝治愈后 1 ~ 2 个月(即病后 4 ~ 5 个月),可恢复工作半天或安排轻工作,逐步过渡到全日正常工作,但半年内不宜进行重体力劳动。轻度慢性肝炎休息期要求和急性肝炎相同;中度以上慢性肝炎达到好转标准(即主要症状消失;肝脾大无变动且无明显的压痛及叩击痛;肝功能检查正常或轻微异常;病毒复制标志水平降低)后 2 ~ 3 个月后可逐渐恢复轻工作,但 1 年内不能参加重体力劳动。对于重型肝炎,由于肝脏损害严重,恢复也就缓慢,故需要更长时间才能恢复工作,一般在治愈出院后至少休息半年。不管哪一型的肝炎患者,在恢复正常工作后,仍需要定期复查,如再出现疲劳、食欲差、尿黄等症状或反复查肝功能出现异常时,即应停止工作。

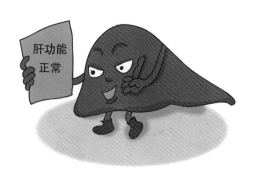

67. 乙肝病毒感染者能结婚吗

乙肝病毒感染者是可以结婚的。但是,感染者的配偶在结婚前应检查乙肝两对半,如果乙肝表面抗体阴性,应注射乙肝疫苗。而且需要注意的是,乙肝病毒感染者最好在肝功能正常时结婚,因为结婚时的劳累和婚后过度的性生活可能会使乙肝患者的肝损害加重。

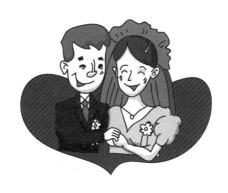

68. 乙肝的母亲能生小孩吗

可以。但是乙肝患者在炎症活动期间,肝功能不正常时最好不要怀孕,因为妊娠可以加重肝脏的负担。应该等患者经休息治疗后症状消失,肝功能恢复正常且保持稳定一段时间(至少半年)后,在身心状况良好的情况下再怀孕。并且,孩子出生后要及时接种乙肝免疫球蛋白和全程接种乙肝疫苗以阻断垂直传播。

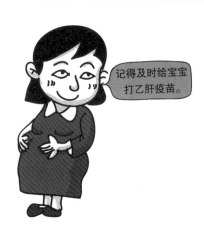

69. 幼儿是乙肝病毒携带者可以入托吗

可以。只要其他孩子按国家规定全程接种乙肝疫苗并产生了免疫力,少数孩子携带病毒不会对其他儿童构成威胁。

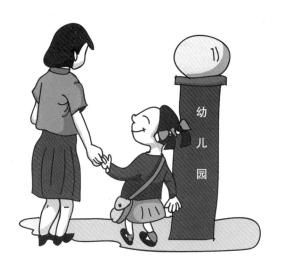

70. 乙肝表面抗原阳性母亲的新生儿在注射完乙肝疫苗后，是不是应该做血清检查

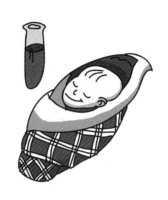

HBsAg 阳性母亲的新生儿，建议接种完第 3 剂乙肝疫苗 1～2 个月后采血进行常规监测，以了解其是否产生了有保护性的乙肝表面抗体（抗 -HBs）。如果没有，要及时进行加强免疫，因为这些孩子受再感染的危险性是 HBsAg 阴性母亲孩子的 10 倍。感染后容易变成 HBsAg 携带者。

71. 父亲是乙肝病毒携带者，对胎儿及子女有影响吗

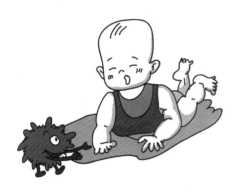

父亲为乙肝病毒携带者，对胎儿及子女的影响有两种。一种是造成乙肝病毒的传播。除母婴传播外，父亲也有垂直传播的可能，但概率远比母婴传播小。其传播途径主要是产后密切接触传播。另一种是把乙肝病毒的易感基因遗传给下一代，使其子女容易感染乙肝病毒。因此，父亲为乙肝病毒携带者，建议其孩子除了及时全程注射乙肝疫苗外，最好也能在第 3 剂乙肝疫苗接种后 1～2 个月采血检测。

72. 乙肝患者的饮食应注意什么

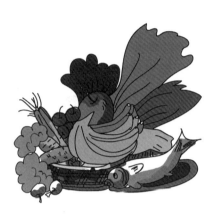

乙肝患者在一般情况下,饮食跟平常一样,不要特别营养,也不必特别忌口。不适当的忌口会造成营养不良,从而造成抵抗力低下,不利于肝炎的康复。基本原则是综合营养,蔬菜、水果、鱼、蛋、肉、牛奶都可以吃,但切忌太多。因为肝有病,肠胃消化力减弱,大量营养消化吸收不了,反而加重肝脏的负担,有的甚至引起脂肪肝、糖尿病、冠心病。当然忌口的食品也是有的,如油腻、辛辣食品以及咸蟹、毛蚶等生吃的贝类海鲜等。

73. 乙肝患者是否可以喝茶

茶叶(尤其是绿茶)有清热祛暑,利尿解毒的功能。有些医院还用绿茶治疗黄疸,因此,乙肝患者可以喝茶。但由于茶叶有兴奋中枢的作用,长期失眠的乙肝患者不宜饮用,也不要与药物同饮。

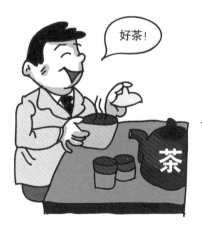

好茶!

茶

74. 乙肝患者是否可以喝酒

　　酒精也就是乙醇,它到体内后,主要通过肝脏分解、代谢而排出体外的。它不但加重了肝脏的负担,还对肝细胞有很大的毒性。若酒精和病毒共同作用,对肝脏的损害就更大,因此肝炎患者千万不要饮酒。

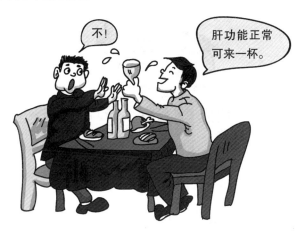

75. 乙肝患者是否可以抽烟

　　烟中含有多种有毒物质,能损害肝功能,抑制肝细胞再生和修复。因此,肝病患者必须戒烟。

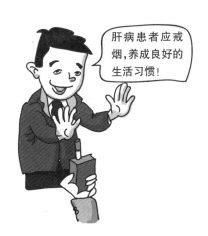

76. 乙肝患者是否可以吃辣椒

辛辣食品对胃肠道黏膜有刺激作用,会引起胃酸分泌增加,尤其对重型肝炎患者会加重胃肠道黏膜的充血、水肿及糜烂,甚至会引起消化道出血,因此最好不要吃辣椒。

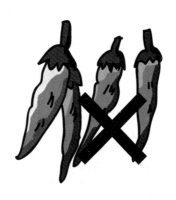

77. 乙肝患者是否可以吃动物肝脏

我国民间普遍流传着一种说法"吃什么补什么",对于乙肝患者就是所谓的"以肝补肝"。现代医学认为,动物肝脏含有大量蛋白质、维生素以及人体接近的氨基酸,更利于人体的吸收利用。因此,乙肝患者吃动物肝脏是合理的,但是不能多吃。因为动物肝脏中除了含有对人体有利的营养物质外,也含有大量的胆固醇和有毒物质(如铜等),反而会加重肝脏的负担,影响肝脏的功能。因此,乙肝患者食用动物肝脏要以适量为宜。

78. 为什么乙肝患者要少吃葵花子

葵花子中含有不饱和脂肪酸,多吃会消耗体内大量的胆碱,可使脂肪较易积聚肝脏,影响肝细胞的功能,加重肝脏负担,故乙肝患者要少吃葵花子。

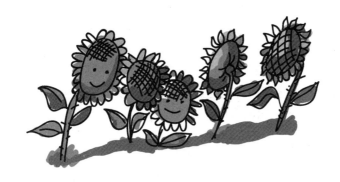

79. 乙肝患者喝牛奶好吗

牛奶的营养价值很高,含有丰富的钙、镁及多种维生素,更含有丰富的蛋白质。因此,肝炎患者每天喝点牛奶是有益的,但是在喝法上应讲究科学。

(1)肝炎的急性期或者活动期,有恶心、厌油和腹胀等消化道症状者,不宜饮用牛奶。

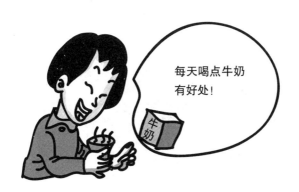

（2）不宜大量或大口的饮用牛奶。因为牛奶中含有5%的乳糖,过多饮用牛奶,乳糖不能消化,从而会引起腹胀和腹泻。在饮用时应该小口品尝,这样有助于消化。

（3）喝牛奶不应该加糖。因为蔗糖可分解牛奶中的钙质,不利于钙质的吸收,反而会引起腹胀。

（4）不宜空腹喝牛奶。若空腹喝牛奶,牛奶中的蛋白质只能代替碳水化合物转变为热量而被消耗,起不到蛋白质构造新组织、修复旧组织的作用。

80. 乙肝患者吃水果应该注意什么

水果由于其含有丰富的维生素、微量元素、纤维等,是乙肝患者良好的营养品。每天适当吃点水果有益于健康,但要注意以下几个问题:

（1）要适量:吃得太多会加重胃肠负担,影响消化吸收,甚至诱发疾病。

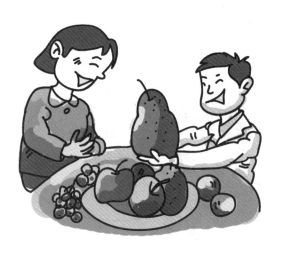

（2）要新鲜:新鲜水果含大量维生素 C,可增加营养,保护肝脏。腐坏水果会产生有害物质,会加重肝脏负担。

（3）要选择:一般乙肝患者可选择苹果、柑橘、葡萄、梨、椰子等,脾胃虚寒泄泻者宜吃龙眼、荔枝、山楂、大枣,不宜吃柿子、香蕉、甘蔗、柚、桑葚;肝硬化腹水需利尿者,宜吃柑橘、李子、梅子、椰子等;肝气郁结者宜吃金橘、橘饼等。

（4）要清洗:由于水果皮上常有残留农药、催化剂,故吃前一定要洗净。

81. 乙肝患者多吃菌菇类有益康复吗

香菇、蘑菇、冬菇和黑木耳等菌菇类食品,不仅味道鲜美,所含的蛋白质也较一般蔬菜高,含氨基酸的数量与比例和人体每日需要的十分一致,还含有多种微量元素;食用菌中碳水化合物(多糖类)有一种特殊的能促进和提高人体免疫功能的作用;食用菌中有丰富的维生素与矿物质,这些与人体的需求基本吻合,对于肝炎患者尤为有利,能够促进肝功能的恢复;食用菌中脂肪含量仅 2%,其所含的不饱和脂肪酸可降低血脂,对防治脂肪肝有利。因此,肝炎患者常吃食用菌是有利于康复的。

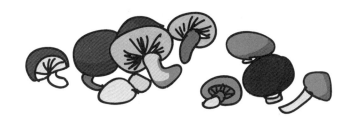

82. 乙肝患者多吃西瓜有好处吗

西瓜具有清热解暑、除烦止渴和利尿降压的作用,可以治疗许多热盛津伤的热病,古人称之为"天然白虎汤"。西瓜中含有大量的糖和维生素,还可以清热利湿,使体内的湿热从小便而解。

现代研究证实:西瓜汁及皮中所含的无机盐类,有利尿作用;所含的苷元(配糖体),具有降压作用;所含的蛋白酶,可把不溶性蛋白质转化为可溶性蛋白质。因此对肝炎患者非常适合,是天然的治肝炎的食疗"良药"。

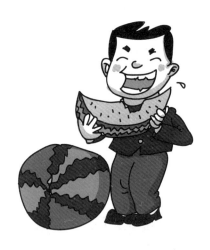

83. 为什么肝炎患者一定要保持乐观情绪

思想负担重、郁闷不乐等,祖国医学称为"肝气郁结",会破坏人的心理平衡,影响机体免疫功能。久之,导致身体各部分功能紊乱,严重妨碍了肝病的治愈而且可引起其他多种疾病。而心情愉快,气血通顺,就能疏肝理气,健脾和胃;增强免疫功能,大大有利于身体的健康。心情开朗者往往治疗效果好。因此要学会善于控制调节自己的情绪,自寻乐趣,遇事坦然,保持宽松的心理状态。既然是慢性病,心就不能急,病情持续时间长,反反复复是规律,多数人经过若干年后是能够康复痊愈的。因此,悲观论和速胜论都是不可取的。

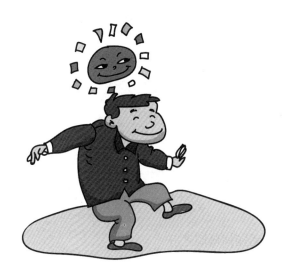

84. 乙肝患者怎么进行体育锻炼

由于肝脏担负着供给人体能量的任务,因此,肝炎患者的体育锻炼和运动量均要适当。如果是肝炎活动期,肝功能异常,应注意休息,减轻肝脏的负担,使坏死的肝细胞有再生的机会。在肝炎的恢复期可适当增加活动量,但以患者不感到劳累为度。乙肝病毒携带者中有部分人可发展成为乙肝患者,多数人对学习、生活和活动无影响。因此乙肝病毒携带者可在定期复查的基础上与正常人一样劳动、生活并参加体育锻炼,但在劳累后要有适当的休息。

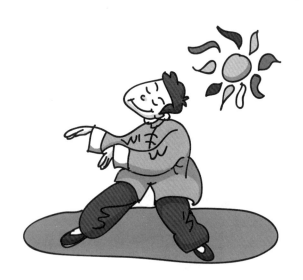

85. 日常生活如何预防乙肝

(1)不要和乙肝患者及乙肝病毒携带者共用剃须刀、牙刷等,以防生活接触性感染。

(2)不用未检测乙型肝炎指标的血液及血制品。

(3)不到黑窝点去卖血。

(4)不要参与同性恋和宿娼活动。

(5)不要用不洁的注射器、穿刺针、针灸针、牙钻、内镜等介入性医疗仪器。

(6)不要用不消毒的穿耳针、文身针等进行美容活动。

86. 乙肝病毒携带者的家庭成员应注意什么

　　家里如果有乙肝病毒携带者该怎么办呢？作为家庭的其他成员应：①关爱自己的亲人，而不能歧视。②需检查是否自己已感染乙肝病毒；如未感染需注射乙肝疫苗。③把他（她）的个人生活用具，如餐具、牙刷、剃须刀等与家里其他成员分开，注意个人卫生。④对煮沸不会损坏的物品蒸煮 15～20 分钟，即可达到消毒目的。⑤衣服、被褥要常换洗，多在日光下曝晒。⑥家庭成员要做好自我防护，接触血及其污染物或分泌物后，有条件时可用千分之一的过氧乙酸水溶液浸泡 3 分钟，或用肥皂在流动水中洗涤数次。⑦乙肝病毒携带者受伤时流出的血液及体液要妥善处理，伤口要包扎好，尽量减少对其他物品或他人伤口的污染。

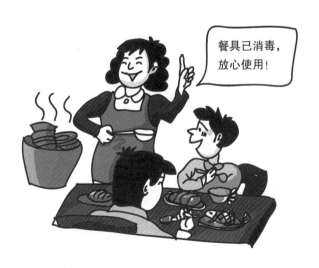

餐具已消毒，放心使用！

87. 家庭常用的乙肝消毒方法有哪些

对于乙肝病毒的消毒方法可以根据消毒物品选择适当的物理法或化学法。具体方法如下：

（1）煮沸：将患者的毛巾、手帕、茶具、玩具、耐热的物品浸没水中，加盖煮沸 15 ～ 20 分钟（从水沸后计算）。

（2）蒸汽：对金属、玻璃、陶瓷器、餐茶具以及书报等的消毒，可用大一点的高压锅或做饭用的大蒸锅，消毒时间为水沸后 20 ～ 30 分钟。

（3）浸泡：不耐热的物品，如橡皮垫、体温计等可用消毒剂如：0.05% 的过氧乙酸、3% 的漂白粉澄清液、0.2% 的 84 消毒液等浸泡消毒。

（4）擦拭：不能浸泡的物品，如手表、手电筒等可用消毒液擦拭。

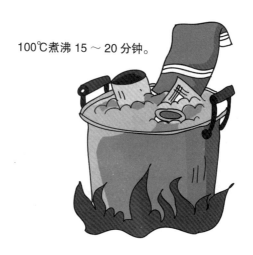

100℃煮沸 15 ～ 20 分钟。

88. 预防乙肝最有效的方法是什么

通过接种乙肝疫苗来预防乙肝被证明是最为有效,也是最为经济的手段。因为预防比治疗效果好得多,而且费用低。此外,乙肝疫苗在预防乙肝的同时也可预防丁型肝炎和由乙肝病毒引起的肝细胞癌。

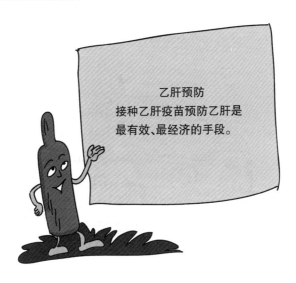

乙肝预防
接种乙肝疫苗预防乙肝是
最有效、最经济的手段。

89. 什么是乙肝疫苗

将乙肝表面抗原经过加工、处理制成的疫苗叫乙型肝炎疫苗(乙肝疫苗)。因为乙肝表面抗原不是完整的乙肝病毒,而是乙肝病毒的外衣成分,没有核酸,所以没有传染性,把它经过灭活、纯化,再接种到健康人体内,能刺激人体产生乙肝表面抗体,这种抗体是中和性抗体,能够预防乙肝,从而对人体能起到预防保护作用。

目前使用的是第二代乙肝疫苗,即乙肝基因工程疫苗。这种疫苗免疫原性强,一次全程接种即可诱发机体产生乙肝表面抗体,同时抗体产生较早,滴度较高,持续时间长。

90. 目前国家对于接种乙肝疫苗有什么规定

目前国家政策规定,所有新生儿都可以免费接种 3 剂乙肝疫苗,其中第 1 剂在新生儿出生后 24 小时内接种,第 2 剂在 1 月龄时接种,第 3 剂在 6 月龄时接种。

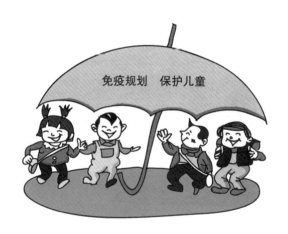

91. 国产或进口乙肝疫苗应如何选择

国产乙肝疫苗技术和质量跟进口乙肝疫苗没有区别,目前中国生物制品控制标准不低于欧美,我国的药典执行标准高于欧美标准,很多进口疫苗达不到中国标准,不得已退出中国市场。因此,我国目前使用的国产、进口乙肝疫苗应该都是非常安全、有效的。

92. 乙肝疫苗是否安全

乙肝疫苗是十分优良的疫苗。20世纪末,世界上已有数亿人接种了乙肝疫苗,尚无人因接种疫苗而死亡的报告。最常见的接种反应为针眼部轻度发红,轻微疼痛,极少数人有轻度发热,但在24小时内均可消失,故乙肝疫苗是安全的疫苗。

93. 注射乙肝疫苗前为何要先抽血化验

乙肝表面抗体阳性或已感染乙肝病毒者均不需注射乙肝疫苗。因此,在乙肝疫苗注射前,应该先采血查乙肝两对半,了解接种对象是否已经有抗体或已感染。可以明确的是,对已有抗体或感染乙肝病毒者接种乙肝疫苗也均是安全的,如在不知情情况下接种了乙肝疫苗也不用担心安全问题。

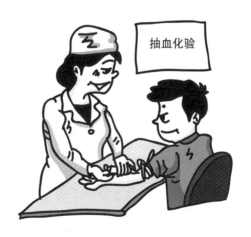

抽血化验

94. 如何接种乙肝疫苗

根据免疫程序,常规乙肝疫苗全程接种共 3 针(除了用于乙肝疫苗常规无应答的 16 岁及以上成人 60 微克乙肝疫苗,接种 1 剂次),按照 0、1、6 个月程序,即接种第 1 针疫苗后,间隔 1 及 6 个月注射第 2 及第 3 针疫苗。

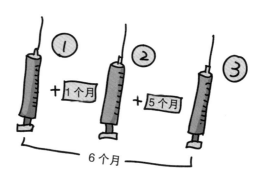

95. 为什么推荐乙肝疫苗在上臂三角肌接种

肌内注射是乙肝疫苗最佳免疫途径,上臂三角肌肌肉发达,血管少,皮下脂肪层薄,接种疫苗后能很快被吸收,是接种乙肝疫苗的最佳途径。

96. 接种乙肝疫苗会引起乙肝吗

不会。要回答这个问题,首先需要了解的是乙肝疫苗的成分。无论是第一代的血源疫苗,还是第二代的基因工程疫苗,其主要成分都是乙型肝炎病毒的外壳 –HBsAg,也叫乙肝表面抗原。乙肝表面抗原是一种蛋白质,位于病毒的最外层,其本身不具有任何传染性。因为它无论是自己,或是借助外界其他的细胞都不可能复制。乙肝病毒的感染性依赖于其结构的完整性，而其复制则主要依赖于乙肝病毒 DNA，而乙肝疫苗中是没有乙肝病毒 DNA 的。所以注射乙肝疫苗是不会感染乙肝的。

97. 接种乙肝疫苗还可以预防丁型肝炎吗

对。因为丁肝病毒为有缺陷的单股负链 RNA 病毒，必须依赖乙肝病毒为其提供外壳，才能进行复制。丁肝病毒存在于 HBsAg 阳性的丁肝病毒感染者的肝细胞核内和血清中。丁肝病毒与乙肝病毒是可以重叠感染的，可促使肝损害加重。所以接种乙肝疫苗成功后，不仅预防乙肝，同时还可预防丁肝。

98. 接种乙肝疫苗有禁忌证吗

有。凡有发热、急性或慢性严重疾病患者及对酵母成分过敏者禁止使用。

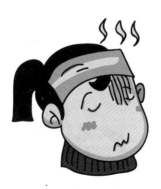

99. 低体重儿接种乙肝疫苗有什么要求

低出生体重儿（出生体重 <2500 克）如医学评估稳定（无需持续治疗的严重感染、代谢性疾病、急性肾脏病、心血管疾病、神

经和呼吸道疾病),按照出生后实际月龄接种疫苗。

危重症新生儿,如极低出生体重儿(<1500 克)、严重出生缺陷、重度窒息、呼吸窘迫综合征等,应在生命体征平稳后尽早接种第 1 剂乙肝疫苗。

100. HIV 感染母亲所生婴儿能否接种乙肝疫苗

可以。乙肝疫苗是基因重组疫苗,接种后不会因为 HIV 感染导致安全性问题,可以按照正常儿童程序进行接种。

101. 有新生儿黄疸的能接种乙肝疫苗吗

如是生理性黄疸,即患儿除黄疸外,全身健康状况良好,不伴有其他临床症状,食欲好,体重渐增,大小便颜色正常,不需要治疗,预后良好,可以接种各种疫苗,包括乙肝疫苗。

102. 蚕豆病患儿能否接种乙肝疫苗

可以。因蚕豆病发病机制与机体免疫系统无直接相关性,可以接种乙肝疫苗。

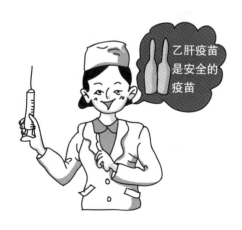

103. 对鸡蛋过敏儿童能否接种乙肝疫苗

可以。如对疫苗中某一成分过敏是接种该疫苗的禁忌证，不能接种该疫苗。我国目前使用的乙肝疫苗中，不含有鸡蛋成分，所以对鸡蛋过敏的孩子可以接种乙肝疫苗。

104. 乙肝疫苗能否与其他疫苗同时接种

乙肝疫苗可以和其他疫苗按照免疫程序同时接种，同时接种应在不同部位接种，严禁将两种或多种疫苗混合吸入同一支注射器内接种。既往研究也表明，成年人和儿童在不同的部位同时接种乙肝疫苗和其他疫苗，临床上都未观察到明显不良反应和抗体相互干扰现象，不会影响保护效果，也不会增加不良反应。

105. 接种乙肝疫苗后有哪些注意事项

要注意观察注射部位是否出现红肿、瘙痒症状，如有可以用热毛巾湿敷，避免抓挠，同时要注意避免劳累、剧烈运动、进食辛辣刺激性的食物。

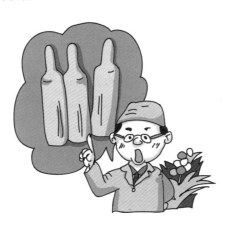

106. 怎样知道注射乙肝疫苗是有效的

在注射了乙肝疫苗后,我们如何来判断乙肝疫苗的有效性?最简单的方法就是检测乙肝表面抗体(抗–HBs)。如果乙肝表面抗体在乙肝疫苗注射后由阴转阳,就证明体内已建立了有效的抗乙肝的免疫反应。

107. 打了乙肝疫苗就万事大吉吗

这种想法是错误的。大多数婴儿或儿童接种乙肝疫苗后,机体会产生相应的特异性免疫力,但是作为父母,不要认为这样就万事大吉了。根据日前的研究结果,许多因素可影响乙肝疫苗的预防效果。如:①被动吸烟。有关调查发现,被动吸烟的儿童体内抗体水平下降较快。②肥胖。有专家认为,接种乙肝疫苗后,肥胖儿童感染乙肝的概率是正常儿童的 3.5 倍。③挑食。挑食的儿童常常有某些营养缺乏,使机体免疫反应功能降低,体内产生的抗体有限,因而易受乙肝病毒的感染。

以上因素都是儿童在成长过程中稍不注意就容易出现的,家长们千万不能掉以轻心,须密切注意。

108. 哪些人需要接种乙肝疫苗

一般来说,凡没有感染过乙肝病毒者都应该注射乙肝疫苗。但需要接种乙肝疫苗的重点人群应是新生儿,其次为婴幼儿和高危人群(如医务人员、托幼机构工作人员、经常接受输血或血液制品者、HBsAg 阳性者的家庭成员等)。

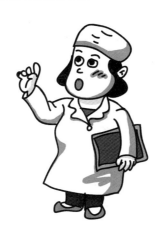

109. 手上沾上乙肝患者的血液时怎么办

人的皮肤具有屏障作用,细菌及病毒不易进入人体内。如果皮肤完整的情况下沾上乙肝患者的血液,及时以肥皂流水冲洗干净,一般不会感染上乙肝。但是如果皮肤破损时接触乙肝患者的血液,乙肝病毒有可能经皮肤破损处进入血液而感染上乙肝。如已接种过乙型肝炎疫苗,且已知抗 –HBs ≥ 10 毫国际单位 / 毫升者,可不进行特殊处理。如未接种过乙型肝炎疫苗,或虽接种过乙型肝炎疫苗,但抗 –HBs<10 毫国际单位 / 毫升或抗 –HBs 水平不详,应到医疗机构后进行专业伤口处理,检测 HBsAg、抗 –HBs 等,如抗 –HBs<10 毫国际单位 / 毫升应立即注射乙肝免疫球蛋白,同时在不同部位接种一针乙型肝炎疫苗,于 1 个月后和 6 个月后分别接种第 2 针和第 3 针乙型肝炎疫苗。

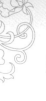

110. 接种乙肝疫苗产生的抗体能保护多长时间

接种乙肝疫苗后有抗体应答者的保护效果一般可持续 10 年以上。

111. 为什么有的人打过乙肝疫苗后不产生抗体

正常情况下,接种乙肝疫苗后,可以检测到乙肝表面抗体。但是有少数人,按规定时间接种了 3 针疫苗,几个月后复查乙肝两对半,发现乙肝表面抗体不产生。这是什么原因呢?

第一,接种疫苗的个体免疫反应能力低下,不能产生保护性抗体。

第二,注射疫苗的剂量不够,没能产生保护性抗体,此时可在医师指导下改用不同厂家疫苗或用高剂量疫苗。

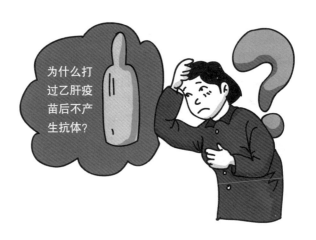

第三,部分感染乙肝病毒的母亲,通过宫内感染使其新生儿已经感染了乙肝病毒,注射疫苗无保护效果。

第四,免疫功能缺陷或低下者不易产生抗体。如应用免疫抑制剂者、肾移植、肝移植、骨髓移植者,艾滋病感染者等,都需要长期服用免疫抑制剂,这些人群注射乙肝疫苗,表面抗体形成应答率只有 17.6%,对于这些人,注射乙肝疫苗需要加大剂量。

第五,实际已产生抗体,但因检测方法不完全精确而致结果假阴性。

112. 乙肝疫苗需要加强接种吗

加强接种乙肝疫苗的原因是在血清中抗 –HBs 降至保护水平以下时,接种乙肝疫苗可以重新产生有保护水平的抗 –HBs。关于加强免疫问题,目前国内外尚未制订统一的加强免疫方案。但一般推荐高危人群或家里有乙肝携带者的成员,应进行加强。

关于加强免疫的程序:1 针、2 针、3 针均有尝试,不做统一规定。对于个体免疫反应能力低下的,应加大乙肝疫苗剂量、增加接种次数从而提高乙肝抗体产生的概率。

113. 乙肝疫苗第 2 或 3 剂接种推迟后是否要重新接种

不用。未能按免疫程序接种第 2 或 3 剂乙肝疫苗的儿童,只需补种未完成的剂次,无需重新开始全程接种。

114. 乙肝疫苗漏种后怎么办

根据国家免疫程序规定,新生儿应在 1 岁以内能完成三剂次乙肝疫苗接种。如果没有按照程序及时接种,应该尽早完成补种:第 1 剂次与第 2 剂次间隔应 ≥ 28 天,第 2 剂次与第 3 剂次间隔应 ≥ 60 天。

115. 为什么接种了乙肝疫苗后还被感染乙肝

乙肝疫苗中所含的 HBsAg 本身不具有传染性,仅具有抗原性,乙肝疫苗制剂绝对安全,接种乙肝疫苗不会感染 HBV。疫苗接种后,发生乙肝感染的原因可能是:

(1)在接种乙肝疫苗前,未进行 HBsAg 检测,不了解自己 HBsAg 情况,注射疫苗后检测发现 HBsAg 阳性;

(2)接种疫苗前进行 HBsAg 检测的方法不敏感或处于感染潜伏期,接种后检测才发现 HBsAg 阳性;

(3)接种疫苗后很低的比例(不到 5%)可能出现免疫不成功,未产生保护性抗体,机体暴露 HBV 后发生感染。

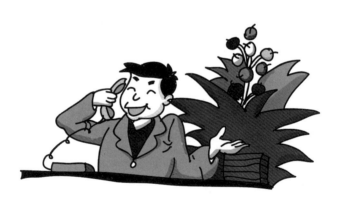

116. 什么是乙肝免疫球蛋白

乙肝免疫球蛋白(HBIg)是由含抗 –HBs 的人血清提取纯化而制成的,专门用于预防乙肝病毒感染,它的成分是抗 –HBs,每毫升含 200 国际单位以上。注射乙肝免疫球蛋白可使机体迅速获得被动免疫保护。

117. 什么情况下需要打乙肝免疫球蛋白

（1）阻断母婴传播：母亲是 HBsAg 阳性的新生儿，必须在出生后 24 小时之内（越早越好）肌内注射一支乙肝免疫球蛋白，然后联合应用乙肝疫苗，对婴儿的保护率可达 70% ～ 90%。

（2）预防特殊情况下的乙肝病毒感染：乙肝易感者在某种场合意外地遇到乙肝病毒感染的危险时，可以单独使用乙肝免疫球蛋白。例如，医生、护士和检验人员等在给乙肝表面抗原携带者做治疗、护理或取血检验过程中，不慎手指被针尖刺破，或被手术刀割伤，患者带有乙肝病毒的血液就可以通过皮肤创伤进入上述人员的体内。在这种情况下，应立即（12 小时之内）给受伤人员注射乙肝免疫球蛋白 200 ～ 400 国际单位，可起到预防感染的效果。

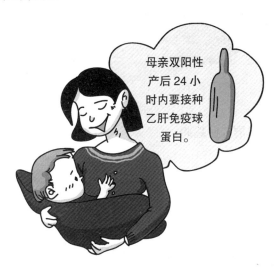

母亲双阳性产后 24 小时内要接种乙肝免疫球蛋白。

118. 慢性乙肝一定会变成肝硬化吗

不一定。在我国,目前乙型肝炎病毒慢性感染者大概有 1.3 亿,其中 70% ～ 80% 为乙肝病毒慢性携带者,20% ～ 30% 为慢性乙肝患者(2600 万～ 3600 万人)。经过 10 ～ 15 年,慢性乙肝患者中有 20% ～ 30%(520 万～ 1080 万人)可进展为肝硬化。所以慢性乙肝患者中只有少部分会转化成肝硬化,而且往往与过度疲劳、饮酒、服用对肝脏有损害的药物等不利因素有关。

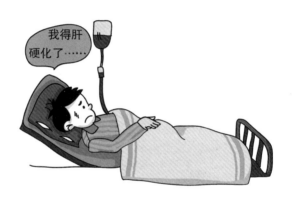

119. 乙肝会发展成肝癌吗

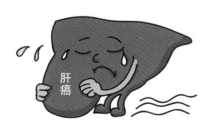

由乙肝所致肝硬化患者中形成肝癌的发生率在 20% 左右。有调查表明,乙肝患者是肝癌高危人群,原发性肝癌患者中有 70% ～ 90% 感染过乙肝,但并不是每个人最终都会发展成肝癌。

120. 怎样预防乙肝发展成为肝癌

（1）早期积极抗病毒，调节机体免疫功能；

（2）保肝、护肝治疗，阻断肝细胞的不断坏死（有坏死就会有增生，增生过度就会癌变）；

（3）经常复查肝癌的血清学指标，如甲胎蛋白和 B 超，一旦有问题就早期治疗；

（4）保持心情舒畅，不要过度紧张，对肝炎要有正确的认识；

（5）注意营养，特别是高蛋白的摄入。平时可多吃动物肝脏、枸杞、红枣、山药等养肝护肝的食品。

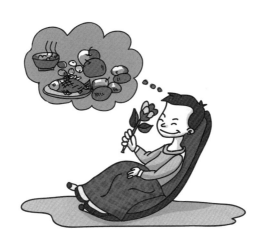